Table des matières

INTRODUCTION

Si vous êtes quelqu'un avec un type de corps endomomorphe, vous avez peut-être rencontré les défis inutiles qui accompagnent la gestion du poids et la réalisation de vos objectifs de mise en forme. Mais ne craignez rien, car ce livre est là pour vous fournir une solution complète et stimulante - une approche spécifique à la nutrition et à une alimentation saine.

Nos recettes ont été soigneusement sélectionnées pour trouver l'équilibre parfait des macronutriments - glucides, protéines et graisses - tout en se concentrant sur le contrôle des portions et la qualité globale c'est la gestion. Vous découvrirez une pléthore de repas délicieux qui comprennent des glucides complexes, des protéines maigres et des graisses riches en nutriments. Du petit-déjeuner au dîner, en passant par les collations et les desserts, nous vous proposons des options qui non seulement soutiennent votre corps, mais excitent également vos papilles gustatives.

Mais Régime pour Endomorphes est plus qu'un simple livre de cuisine. Nous nous plongeons dans la science qui se cache derrière le type de corps endomorphe, vous offrant une solide compréhension des défis uniques auxquels vous êtes confrontés. e stratégies nécessaires pour les surmonter. Nous discutons de l'importance du contrôle des calories, du calendrier des nutriments, de l'hydratation, de l'exercice, de la gestion du stress et du sommeil - tous les facteurs qui jouent un rôle crucial dans la sculpture de votre endomo rph corps.

Ainsi, que vous commenciez tout juste votre voyage de remise en forme ou que vous recherchiez une nouvelle approche de votre nutrition, Régime pour Endomorphes est votre ultime partenaire. Dites adieu aux régimes à la mode et aux régimes alimentaires restrictifs, et adoptez une manière durable et agréable de nourrir votre corps endomorphe.

Préparez-vous à vous lancer dans une aventure culinaire qui transformera non seulement votre corps, mais vous incitera également à tomber amoureux du processus d'alimentation saine. Il est temps de libérer votre Régime pour Endomorphes intérieur et de sculpter le corps que vous avez toujours désiré, une délicieuse recette à la fois.

Commençons !

CHAPITRE UN

Qu'est-ce que le type de corps endomorphe ?

Les endomorphes ont des corps plus mous avec des courbes. Ils ont une taille large, des hanches et de gros os, même s'ils peuvent ou non être en surpoids. Leur poids est souvent dans leurs hanches, leurs cuisses et leur bas-ventre. Les endomorphes ont souvent beaucoup de graisse corporelle et de muscles et ont tendance à prendre du poids facilement.

Il se peut que vous ne correspondiez pas exactement à la description de l'endomorphe, bien sûr. Il est courant d'avoir les caractéristiques de plus d'un somatotype. Beaucoup de gens sont des endomorphes combinés, avec des corps supérieurs délicats et un stockage de graisse dans le milieu ou les hanches et les cuisses.

La science derrière le type de corps Endomorph

Le concert de différents types de corps, y compris le type de corps endomorph, découle de l'étude des somatotypes. La somatisation est un système de classification qui catégorise les individus en trois types de corps principaux en fonction de leurs caractéristiques physiques : hs, mésomorphes et estomorhs. Chaque corps est associé à des traits physiologiques distincts, notamment le taux métabolique, la répartition des graisses et le développement musculaire.

Les endomorphes se caractérisent par une proportion plus élevée de graisse corporelle, des traits arrondis et une tendance à prendre du poids plus facilement. Comprendre la science derrière le type de corps endomorphe implique d'explorer plusieurs facteurs clés:

1. Métabolisme : L'endométriose a souvent un taux métabolique plus lent par rapport aux autres tissus du corps. Ce métabolisme plus faible résulte d'une combinaison de facteurs génétiques, d'influences hormonales et de différences de masse musculaire. Un taux métabolique inférieur signifie que les endomorphes peuvent brûler des calories à un rythme plus lent, ce qui rend la gestion du poids plus difficile.

2. Répartition des graisses : les endomorphes ont tendance à arrêter l'excès de graisse, en particulier dans la région abdominale. Cela est dû à des niveaux plus

élevés de l'hormone insuline, qui est impliquée dans le stockage des graisses. La distribution de la graisse dans la région abdominale peut augmenter le risque de certains problèmes de santé, tels que les maladies sardiovascylaires et le diabète de type 2.

3. Masse musculaire : Les endomorphes ont souvent une tendance naturelle à avoir une masse musculaire plus importante que l'estomac. Cependant, cette masse musculaire peut être éclipsée par la concentration de niveaux de graisse corporelle plus élevés. Construire et entretenir des muscles est essentiel pour les endomorphes, car cela peut aider à augmenter leur taux métabolique de base, ce qui améliore la combustion des graisses et la gestion du poids.

4. Facteurs génétiques : les facteurs génétiques jouent un rôle important dans la détermination du type de corps d'un individu, y compris le type d'endomorh bodu. Certaines variations génétiques peuvent influencer les jeûnes tels que le métabolisme, le stockage des graisses et le développement musculaire, contribuant ainsi à la mauvaise forme steristiques observés dans endomorhs.

L'exercice est essentiel pour une bonne santé. Cela est particulièrement vrai en tant qu'endomorphe, car vous avez tendance à stocker facilement les graisses et avez des difficultés à perdre du poids. Vous aurez peut-être besoin d'un régime alimentaire spécialisé et d'une méthode de remise en forme pour atteindre vos objectifs de santé et un poids approprié.

Les endomomorphes ont des épaules étroites et des dépôts de graisse dans le bas de l'abdomen, les hanches et les cuisses. Cette répartition du poids corporel et de la graisse rend difficile la réduction du poids et nécessite des méthodes d'entraînement précises. Bien sûr, vous devez les combiner avec un régime alimentaire adapté pour perdre du poids.

L'exercice est crucial pour l'endomorphose. Il aide à développer les muscles et à améliorer le métabolisme. Le somatotype endomorphe s'accompagne d'un métabolisme plus lent et de graisses supplémentaires. Vous devez vous engager dans un programme d'exercices à vie pour atteindre et maintenir une masse corporelle maigre.

Ce n'est un secret pour personne que les deux sexes sont physiquement construits différemment. Alors, quand il s'agit d'endomorphiser les femmes contre. mâles endomorphes, il y a un contraste principal : la manière dont leur corps stocke les graisses.

• Pour les femelles endomorph. Endomorphes ou non, les femmes ont naturellement un pourcentage de graisse corporelle plus élevé que leurs homologues. Alors que le corps masculin n'a besoin que de 3% de graisse corporelle pour fonctionner correctement, le corps féminin a besoin de 12%.

Lorsqu'elles prennent du poids, les femmes endomomorphes ont tendance à le stocker autour des hanches, des fesses et des cuisses. Cela leur donne la forme de poire qui est devenue synonyme du type de corps endomomorphe.

• Pour les mâles endomorph. De l'autre côté de l'éventail des genres, les hommes endomomorphes stockent généralement un excès de poids dans la région du ventre. Cela se produit en raison d'une différence majeure dans le cadre squelettique.

Vous voyez, le corps des hommes est génétiquement conçu pour supporter plus de masse musculaire, c'est pourquoi ils ont un cadre plus large. Pendant ce temps, les femmes ont naturellement des hanches plus larges pour permettre l'expansion du bassin pendant la grossesse.

Si vous avez ce type de corps particulier, vous pouvez toujours garder votre silhouette sous contrôle. Jetez un œil à Rebel Wilson et Chris Pratt, par exemple. Ce sont deux endomorphs qui, avec une combinaison de l'alimentation parfaite et de l'exercice pour ce type de sot, ont réussi à transformer leur corps.

Qu'est-ce que le régime d'endomorphe ?

Les personnes avec un corps endomorphe peuvent avoir des caractéristiques et des traits qui rendent difficile pour eux de suivre un régime, de gagner de la masse musculaire et de faire de l'exercice. Les spécialistes ont mis au point des régimes d'endomorphisme et des programmes d'exercices qui fonctionnent avec et contre ces caractéristiques anormales pour aider les personnes ayant un corps endomorphe à perdre du poids ou à maintenir un poids corporel sain.

Dans les années 1940, le psychologue William Sheldon a décrit trois principaux types de corps, ou somatotypes : estomorphique, mésomorphique et endomomorrhique. Parmi ceux-ci, les personnes avec des corps endomoriques ont tendance à avoir un métabolisme plus lent, peut-être en raison de leur constitution plus substantielle. Avoir un métabolisme plus lent peut signifier que le corps est plus susceptible de convertir l'excès de calories en graisse. Par conséquent, les personnes ayant un corps endomorique peuvent avoir besoin de contrôler avec précision ce qu'elles mangent, quand elles mangent et combien elles mangent.

Selon Sheldon, les personnes qui adoptent des corps endomomorphes peuvent également avoir des traits qui rendent plus difficile le suivi d'un régime alimentaire et d'exercices. Par exemple, ils peuvent avoir un désir général de nourriture, de confort et de détente. De plus, ces personnes ont généralement une corpulence plus grande et ont un excès de poids, elles peuvent donc être plus sujettes à la sédentarité. Les personnes ayant un type de corps endomorphe peuvent également avoir du mal à gagner de la masse musculaire parce que l'excès de graisse corporelle déclenche la libération de l'hormone œstrogène. L'augmentation des niveaux d'œstrogènes a tendance à diminuer les niveaux d'hormones qui favorisent la croissance musculaire, comme la testostérone.

Le but et les avantages de suivre le régime Endomorph

Explorons le but et les avantages de suivre ce régime :

Renforcement musculaire et tonification:

L'entraînement en force et l'exercice jouent un rôle essentiel dans le régime Endomorph. En incorporant une quantité suffisante de protéines de haute qualité, le régime favorise la croissance et l'entretien des muscles. Cela peut conduire à une meilleure définition musculaire, à une force accrue et à une attitude plus tonique.

Macronutriments équilibrés :

Le régime Endomorph se concentre sur l'obtention d'un apport équilibré en macronutriments, y compris les glucides, les protéines et les graisses. Cet équilibre aide à fournir une énergie soutenue, à réguler la glycémie, à favoriser la récupération musculaire et à favoriser la satiété.

Gestion du poids:

Le but principal du régime Endomorph est d'aider les endomorphes à gérer efficacement leur poids. En se concentrant sur le contrôle de la nutrition, l'équilibre des macronutriments et la gestion des salaires, ce régime vise à promouvoir une composition saine et à prévenir les excès. gain de poids.

Substitut métabolique :

Les endomorrhes ont souvent un taux métabolique plus faible, ce qui rend difficile la combustion efficace des calories. Le régime Endomorph met l'accent sur les aliments riches en nutriments et sur le moment stratégique des repas pour soutenir la fonction métabolique, aidant à optimiser la dépense énergétique et à promouvoir un métabolisme sain.

Accent mis sur les aliments entiers :

Le régime Endomorph encourage la consommation d'aliments entiers non transformés. Ces aliments sont riches en nutriments essentiels, en fibres et en antioxydants, qui peuvent favoriser la santé globale, la digestion et la santé intestinale. En donnant la priorité aux aliments entiers, les endomorphes peuvent nourrir leur corps avec les nutriments dont ils ont besoin pour une performance optimale.

Contrôle des portions :

Les endomomorphes peuvent être plus enclins à trop manger et à prendre du poids. Le régime Endomorph met fortement l'accent sur le contrôle des portions pour éviter l'excès de calories. En prenant en compte la taille des portions, les endomorphes peuvent gérer plus efficacement leur apport calorique et maintenir un poids santé.

Approche de style de vie durable :

Le régime Endomorph favorise une approche durable et à long terme de la nutrition et de la santé. Il vise à développer des habitudes saines, à éduquer les individus sur une bonne nutrition et à encourager une relation positive avec la nourriture. En adoptant une approche de style de vie durable, les endomorphes peuvent apporter des changements durables et maintenir leur poids et leurs résultats de santé souhaités au fil du temps.

Approche individualisée :

Bien que le régime Endomorph fournisse des directives générales, il reconnaît que chaque individu est abusif. Cela encourage les enfants à écouter leur corps, à ajuster leur nutrition en fonction de leurs besoins et de leurs préférences spécifiques, et à demander des conseils personnalisés à des professionnels de la santé. les diététiciens ou les diététistes enregistrés.

Liste des aliments pour un Endomorph

On pense que les endomorphes réussissent mieux lorsqu'ils se concentrent sur la réduction de l'apport calorique et l'absorption de plus de protéines, de graisses saines et d'aliments à faible teneur en glucides. Catudal dit que cette approche les aidera à perdre du poids, à réduire leur tour de taille et à améliorer la résistance à l'insuline. Voici les aliments que vous êtes autorisé à manger dans le cadre d'un régime endomorphe.

Fruits et légumes

• Poires

• Asperges

• Zucchini

• Baies

• Pommes

• Tomates

• Onons

• Verts (épice, chou frisé, romaine)

Noix et graines

• Beurre de noix et de graines

• Amandes

* Pistaches

* Graines de tournesol

* Graines de citrouille

Graines et féculents

* Patates douces

* Sduash

* Quinoa

* Riz brun

* Haricots

* Avoine

Viande et poisson

* Poulet

* Turquie

* Saumon

* La morue

Produits laitiers

* Yaourt

• Lait

Plans de repas diététiques endomorphes pour plusieurs jours :

Jour 1 :

Petit-déjeuner :

• Avoine pendant la nuit faite avec des flocons d'avoine, du lait d'amande, des graines de chia et garnie de bananes tranchées et d'une pincée de cannelle.

Snack :

• Smoothie protéiné à base de lait d'amande, d'épice, de baies congelées et d'une boule de protéine en poudre.

Déjeuner :

• Wraps de laitue à la dinde remplis de dinde hachée maigre, de champignons sautés, d'oignons et d'une touche de sauce soja à faible teneur en sodium.

• Salade de quinoa avec des concombres coupés en dés, des tomates et un filet de vinaigre balsamique.

Collation:

• Oeufs durs avec un côté de tomates cerises.

Dîner :

• Poitrine de poulet grillée marinée au citron et aux herbes, servie avec un côté de choux de Bruxelles rôtis et un pain de duine.

Snack :

• Noix mélangées (amandes, noix et pistaches).

Jour 2 :

Petit-déjeuner:

• Toast de grains entiers garni d'œufs brouillés et d'avocat tranché.

• Accompagnement de salade de fruits frais.

Snack :

• Fromage cottage avec des tranches de pêches.

Déjeuner:

• Brochettes de crevettes grillées accompagnées de riz brun et de brocoli cuit à la vapeur.

• Salade d'épinards avec tomates cerises, fromage feta et vinaigrette légère.

Collation:

• Bâtonnets de céleri au beurre d'amande.

Dîner:

• Boeuf maigre avec une variété de légumes (poivrons, petits pois, carottes) dans une sauce légère au gingembre.

• Riz de chou-fleur comme alternative à faible teneur en glucides au riz traditionnel.

Collation:

• Yogourt grec saupoudré de granola.

Jour 3 :

Petit-déjeuner:

• Frittata aux épinards et aux champignons faite avec des œufs entiers et servie avec un côté de tranches de tomates.

• Pain grillé à grains entiers avec une tartinade de beurre d'amande.

Collation:

• Concombres tranchés avec une cuillerée de yaourt grec.

Déjeuner :

• Poitrine de poulet cuite au four assaisonnée d'herbes et servie avec du quinoa et des asperges cuites à la vapeur.

• Salade verte mélangée avec des tomates cerises, des amandes tranchées et une vinaigrette légère.

Collation:

• Smoothie protéiné à base de lait d'amande, d'épice, de baies congelées et d'une boule de poudre de protéine.

Dîner:

• Filet de saumon grillé avec un filet de jus de citron, accompagné de patates douces rôties et d'un côté de bette à carde sauté.

Collation:

• Maïs soufflé soufflé saupoudré d'une touche de sel marin.

Petit-déjeuner:

• Petit-déjeuner bol de quinoa avec du quinoa cuit, du lait d'amande, des pommes en dés, de la cannelle et un filet de miel.

• Œuf dur à part.

Collation:

• Bâtonnets de carotte et de céleri avec une portion de guacamole.

Déjeuner:

• Wrap à la dinde et aux légumes composé de tortillas de grains entiers, de tranches de dinde maigre, de laitue, de tomates, de concombres et d'un filet de moutarde.

• Accompagnement de salade de fruits frais.

Snack :

• Yogourt grec avec une poignée de baies mélangées.

Dîner :

• Cuisse de poulet au four avec du romarin et de l'ail, servie avec des choux de Bruxelles rôtis et du riz brun.

Snack :

• Gâteaux de riz garnis de beurre d'amande.

Jour 5 :

Petit-déjeuner :

• Des pancakes protéinés à base de purée de bananes, de protéines en poudre et de blancs d'œufs, surmontés d'une cuillerée de yaourt grec et de baies fraîches.

Collation:

• Noix mélangées (noix de cajou, amandes et noisettes).

Déjeuner :

• Soupe aux lentilles et aux légumes accompagnée de pain de grains entiers.

• Salade d'accompagnement avec des légumes verts mélangés, des tomates cerises, des tranches de concombre et une vinaigrette légère.

Collation:

• Poire tranchée avec une couche de beurre d'amande.

Dîner:

• Brochettes de crevettes grillées marinées dans une sauce aux agrumes et à l'ail, servies avec du quinoa et du brocoli cuit à la vapeur.

Collation:

• Fromage blanc saupoudré de cannelle.

Exemple de liste de présentation

Liste d'épicerie régime endomorphe:

Protéines :

• Poitrine de poulet

• Poitrine de dinde

• Bœuf maigre (par exemple, surlonge, filet)

• Filets de saumon

• Shrimr

• Œufs

• Yogourt grec (nature, faible en gras ou sans gras)

• Maison de chalet

• Options de protéines végétales (par exemple, tofu, tempreh, lentilles)

Légumes:

• Épinard

• Chou frisé

• Brossolí

• Itinéraires bruxellois

• Associez-vous

• Récepteurs Bell (différentes solutions)

• Tomates

• Consommateurs

• Champignons

• Courgette

• Chou-fleur

• la carde suisse

Des fruits:

• Pommes

• Baies (fraises, myrtilles, framboises)

• Bananes

• Oranges

• Citrons

• Poires

Grains entiers et féculents :

• Quinoa

• Riz brun

• Pain de grains entiers (choisir des variétés avec un minimum d'additifs et de sucres ajoutés)

• Avoine (roulée ou découpée en acier)

• Patates douces

• Pâtes ou nouilles à grains entiers (par exemple, blé entier, duuinoa, riz brun)

Graisses saines :

• Avocat

• Amandes

• Noix

• Pistaches

• Graines de chia

• Graines de lin

• L'huile d'olive

• L'huile de noix de coco

• Beurre de noix (amande, cacahuète, noix de cajou)

Alternatives laitières et non laitières :

• Lait d'amande (non sucré)

• Lait de coco (non sucré)

• Lait faible en gras ou sans gras

• Yogourt faible en gras ou sans gras (plain)

• Fromage (choisissez des options faibles en gras ou à faible teneur en gras)

Divers :

• Herbes et épices (par exemple, basilic, origan, romarin, cumin, curcuma)

• Sauce soja ou tamari à faible teneur en sodium

• Vinaigres (baume, cidre de pomme, vin rouge)

• Moutarde (Dijon, grains entiers)

• Bouillon de poulet ou de légumes à faible teneur en sodium

• Édulcorants naturels (miel, sirop d'érable, stévia)

• Sel de mer et poivre noir

De plus, n'oubliez pas d'inclure de l'eau fraîche et filtrée comme élément essentiel sur votre liste de courses.

CHAPITRE DEUX

Endomorph diète reçoit des directives:

Smoothie au yogourt grec et aux baies :

• Ingrédients:

o 1 tasse de baies mélangées surgelées (fraises, myrtilles, framboises)

o 1 tasse de yogourt grec non sucré

o 1/2 tasse de lait d'amande non sucré

o 1 cuillère à soupe de miel (facultatif)

o 1/2 cuillère à café d'extrait de vanille

Instructions:

1. Placez les baies mélangées surgelées, le yogourt grec, le lait d'amande, le miel (si désiré) et l'extrait de vanille dans un mélangeur.

2. Mélanger jusqu'à consistance lisse et crémeuse.

3. Goûtez et ajustez la douceur en ajoutant plus de miel si vous le souhaitez.

4. Versez dans un verre et servez frais.

• Informations nutritionnelles (rer portion) :

o Calories : 130 calories

o Glucides : 19g

o Protéines : 11 g

o Gras : 1g

Fibre : 4g

Eau infusée à la menthe citronnée :

• Ingrédients:

o 1 citron, tranché

o 8-10 feuilles de menthe fraîche

o 4 verres d'eau

o Trois cubes

• Instructions:

1. Placez les tranches de citron et les feuilles de menthe dans un bol.

2. Versez l'eau sur le citron et la menthe.

3. Remuer doucement et réfrigérer pendant au moins 1 heure pour permettre aux saveurs de s'infuser.

4. Servir frais avec des glaçons.

Saumon grillé aux asperges et au quinoa :

• Ingrédients :

o 4 filets de saumon (4-6 onces chacun)

o 1 botte d'asperges, parées

o 1 table d'huile d'olive

o 1 cuillère à café de zeste de citron

o Jus de 1 citron

o 1 cuillère à café d'aneth séché

o Sel et poivre, au goût

o 1 tasse de quinoa cuit

• Instructions :

1. Préchauffez le gril à feu moyen-élevé.

2. Dans un petit bol, mélanger l'huile d'olive, le zeste de citron, le jus de citron, l'aneth séché, le sel et le poivre.

3. Badigeonner les filets de saumon et les asperges avec le mélange de marinade.

4. Placer le saumon et le saumon sur le gril. Faites cuire le saumon pendant environ 4 à 5 minutes par côté, ou jusqu'à ce qu'il atteigne le niveau de cuisson souhaité. Griller les asperges pendant environ 3-4 minutes, en les retournant de temps en temps jusqu'à ce qu'elles soient tendres.

Servir le saumon grillé et les asperges avec un côté de duuinoa cuit.

• Informations nutritionnelles (par portion) :

o Calories : environ 240

o Glucides : 14g

o Protéines : 28 g

o Gras : 9g

Fibre : 3g

Sauté de dinde et légumes :

• Ingrédients:

o 1 dinde hachée ronde

o 1 huile d'olive de table

o 1 petit oignon coupé en dés

o 2 gousses d'ail hachées

o 1 poivron, tranché finement

o 1 tasse de champignons tranchés

o 2 cyps chou frisé

o 2 cuillères à soupe de sauce soja faible en sodium

o 1 miel de table (facultatif)

o Sel et poivre, au goût

• Instructions :

1. Faites chauffer l'huile d'olive dans un grand wok à feu moyen.

2. Ajouter la dinde hachée et cuire jusqu'à ce qu'elle soit dorée et bien cuite. Retirer la dinde cuite de la poêle et réserver.

3. Dans la même poêle, ajoutez l'oignon et l'ail. Faire sauter jusqu'à ce que l'oignon devienne translucide.

4. Ajoutez le poivron, les champignons et le chou frisé à la poêle. Cuire environ 5 minutes ou jusqu'à ce que les légumes soient tendres.

5. Remettez la dinde cuite dans la casserole et remuez bien pour combiner avec les légumes.

6. Versez la sauce soja et le miel (si vous le souhaitez) sur le mélange. Assaisonnez avec du sel et du poivre. Bien mélanger pour bien répartir les saveurs.

7. Cuire pendant 2-3 minutes supplémentaires, en remuant de temps en temps.

8. Servez la dinde et les légumes sautés chauds.

• Informations nutritionnelles (par portion) :

o Calories : environ 230

o Glucides : 13g

o Protéines : 27 g

o Gras : 8 g

o Fibre : 2 g

Omelette aux blancs d'œufs végétariens :

• Ingrédients:

o 4 blancs d'œufs

o 1/4 tasse de poivrons coupés en dés

o 1/4 tasse de tomates en dés

o 1/4 tasse d'épinards hachés

o 2 cuillères à soupe d'oignon coupé en dés

o Sel et poivre, au goût

o Spray de cuisson

• Instructions :

1. Dans un bol, fouetter les blancs d'œufs jusqu'à ce qu'ils soient bien montés. Assaisonnez avec du sel et du poivre.

2. Faites chauffer une poêle antiadhésive à feu moyen et enduisez-la d'un aérosol de cuisson.

3. Ajouter les dés de poivrons, les tomates, les épinards et l'oignon dans la poêle. Cuire pendant 2-3 minutes jusqu'à ce que les légumes soient légèrement tendres.

4. Versez les blancs d'œufs battus sur les légumes cuits dans la poêle.

5. Remuez doucement le mélange pour répartir uniformément les légumes.

6. Cuire pendant 3-4 minutes ou jusqu'à ce que les blancs d'œufs soient pris.

7. Pliez soigneusement l'omelette en deux et transférez-la dans une assiette.

8. Servez l'omelette aux blancs d'œufs végétariens chaude.

• Informations nutritionnelles (par portion) :

o Calories : environ 100

o Glucides : 6g

o Protéines : 20 g

o Gras : 0 g

o Fibre : 2 g

Wraps de laitue à la dinde d'origine asiatique :

• Ingrédients:

o 1 ronde de dinde hachée maigre

o 1 cuillère à soupe d'huile d'olive

o 1 table de sauce soya faible en sodium

o 1 table des matières

o 1 cuillère à café de gingembre râpé

o 2 gousses d'ail hachées

o 1 champignons hachés sur finlu

o 1/2 tête de fromage râpé

o 1/4 oignons verts hachés aigres

o Feuilles de laitue (comme l'iceberg ou la laitue beurre), pour servir

• Instructions:

1. Faites chauffer la même huile dans une grande poêle ou un wok à feu moyen.

2. Ajouter la dinde hachée à la poêle et cuire jusqu'à ce qu'elle soit dorée, en la brisant en miettes.

3. Dans un petit bol, fouetter ensemble la sauce soja, la sauce hoisin, le gingembre râpé et l'ail émincé.

4. Ajouter le mélange de sauce dans la poêle avec la dinde cuite et bien mélanger pour bien enrober.

5. Ajoutez les champignons, les carottes râpées et les oignons verts hachés dans la poêle. Cuire pendant 3 à 4 minutes supplémentaires, ou jusqu'à ce que les légumes soient tendres.

6. Servez le mélange de dinde inspiré par l'Asie dans des feuilles de laitue, en les utilisant comme emballages.

• Informations nutritionnelles (par portion) :

o Calories : environ 180

o Glucides : 6g

o Protéines : 22 g

Matières grasses : 7 g

Fibre : 2g

Poulet au citron et aux herbes cuit au four avec des légumes cuits à la vapeur :

• Ingrédients :

o 4 poitrines de poulet désossées et sans peau

o 2 cuillères à soupe de jus de citron frais

o 1 table d'huile d'olive

o 1 c. à thé de thym séché

o 1 cuillère à café de romarin séché

o 1 cuillère à café d'ail en poudre

o Sel et rerrer, au goût

o 2 tasses de légumes mélangés à la vapeur (brocoli, carottes, chou-fleur, etc.)

• Instructions:

1. Préchauffer le four à 400°F (200°C).

2. Dans un petit bol, mélanger le jus de citron, l'huile d'olive, le thym séché, le romarin séché, les gousses d'ail, le sel et le poivre.

3. Placez les poitrines de poulet dans un plat allant au four et versez le mélange d'herbes citronnées dessus, en vous assurant qu'elles sont bien enrobées.

4. Cuire au four préchauffé pendant 20 à 25 minutes ou jusqu'à ce que le poulet soit bien cuit.

5. Pendant que le poulet cuit, cuire à la vapeur les légumes mélangés jusqu'à ce qu'ils soient tendres.

6. Servir le poulet cuit au four avec des légumes cuits à la vapeur.

• Informations nutritionnelles (par portion) :

o Calories : environ 210

o Glucides : 7g

o Protéines : 32 g

o Gras : 6 g

o Fibre : 3g

Salade de poulet grillé:

Ingrédients:

o 4 onces de poitrine de poulet grillée, tranchée

o 2 salades vertes mélangées

o 1/4 tasse de tomates cerises, coupées en deux

o 1/4 tasse de concombres tranchés

o 1/4 tasse de poivrons tranchés

o 1 cuillère à soupe de vinaigre balsamique

o 1 table d'huile d'olive extra-vierge

Sel et poivre au goût

• Instructions :

1. Dans un grand bol, combiner les salades vertes mélangées, les tomates cerises, les concombres tranchés et les poivrons tranchés.

2. Ajoutez la poitrine de poulet grillée tranchée au bol.

3. Dans un petit bol, fouetter ensemble le vinaigre balsamique, l'huile d'olive extra-vierge, le sel et le poivre.

4. Arrosez la vinaigrette sur la salade et mélangez bien pour enrober.

5. Servez la salade de poulet grillé comme un repas léger et rafraîchissant.

• Informations nutritionnelles (par portion) :

o Calories : environ 200

o Glucides : 6 g

o Protéines : 23 g

o Gras : 9g

o Fibre : 2 g

Frites de patates douces au four :

• Ingrédients :

o 2 patates douces moyennes, coupées en frites

o 1 cuillère à soupe d'huile d'olive

o 1 càc de paprika

o 1/2 c. à thé de poudre d'ail

o 1/2 càc de sel

o 1/4 cuillère à café de poivre noir

• Instructions :

1. Préchauffez le four à 425 °F (220 °C). Tapisser une plaque à pâtisserie de papier sulfurisé.

2. Dans un grand bol, mélanger les frites de patates douces avec de l'huile d'olive, du paprika, de la poudre d'ail, du sel et du poivre noir jusqu'à ce qu'elles soient uniformément enrobées.

3. Disposez les frites de patates douces en une seule couche sur la plaque de cuisson préparée.

4. Cuire au four réchauffé pendant 25 à 30 minutes, en retournant à mi-cuisson, ou jusqu'à ce que les frites soient dorées.

5. Retirer du four et laisser refroidir avant de servir.

• Informations nutritionnelles (rer portion) :

o Calories : environ 150

Glucides : 28g

o Protéines : 2 g

Matières grasses : 4 g

Fibre : 4g

Ingrédients:

o 8 onces de crevettes, décortiquées et déveinées

o 2 tasses de légumes mélangés (brocoli, poivrons et pois mange-tout)

o 2 tasses d'ail, émincé

o 2 cuillères à soupe de sauce soja faible en sodium

o 1 table de miel

o 1 cuillère à soupe d'huile de sésame

o 1/2 càc de gingembre râpé

o Sel et poivre, au goût

• Instructions:

1. Faites chauffer l'huile de sésame dans une grande poêle ou un wok à feu moyen.

2. Ajouter l'ail haché et le gingembre râpé à la poêle. Cuire environ 1 minute jusqu'à ce qu'il soit parfumé.

3. Ajouter les crevettes à la poêle et cuire jusqu'à ce qu'elles soient roses et bien cuites, environ 2-3 minutes par côté.

4. Ajouter les légumes mélangés à la poêle et faire sauter pendant 3 à 4 minutes supplémentaires, ou jusqu'à ce que les légumes soient tendres et croustillants.

5. Dans un petit bol, fouetter ensemble la sauce soja faible en sodium, le miel, le sel et le poivre.

6. Versez le mélange de sauce sur les crevettes et les légumes dans la poêle. Bien mélanger pour bien enrober le tout uniformément.

7. Cuire pendant 1 à 2 minutes supplémentaires jusqu'à ce que les saveurs se mélangent.

8. Servez les crevettes et les légumes sautés chauds.

• Informations nutritionnelles (par portion) :

o Calories : environ 180

o Glucides : 14 g

o Protéines : 20 g

o Gras : 5 g

o Fibre : 4g

Sauté de quinoa et de légumes :

• Ingrédients:

o 1 tasse de quinoa cuit

o 1 cuillère à soupe d'huile d'olive

o 1 petit oignon, tranché finement

o 2 gousses d'ail hachées

o 1 cloche en tranches fines

o 1 courgette, tranchée

o 1 tasse de champignons tranchés

o 1 tasse de fleurs de brocoli

o 2 cuillères à soupe de sauce soja faible en sodium

o 1 cuillère à café d'huile de sésame

o Sel et poivre, au goût

• Instructions :

1. Faites chauffer l'huile d'olive dans un grand wok à feu moyen.

2. Ajouter l'oignon et l'ail et faire sauter jusqu'à ce que l'oignon soit translucide.

3. Ajouter le poivron, la courgette, les champignons et le brocoli. Cuire environ 5 minutes ou jusqu'à ce que les légumes soient tendres.

4. Ajouter le quinoa cuit dans la poêle et remuer pour combiner avec les légumes.

5. Verser la sauce et l'huile de sésame sur le mélange et assaisonner de sel et de poivre. Bien mélanger pour bien répartir les saveurs.

6. Cuire pendant 2-3 minutes supplémentaires, en remuant de temps en temps.

7. Servir le duinoa et le sauté de légumes chauds.

• Informations nutritionnelles (par portion) :

o Calories : Environ 220

o Glucides : 35g

o Protéines : 8 g

Matières grasses : 7 g

Fibre : 7g

Riz sauté au chou-fleur :

• Ingrédients:

o 4 tasses de riz au chou-fleur

o 1 cuillère à soupe d'huile de sésame

o 1 cyp légumes mélangés coupés en dés (tels que carottes, pois, poivrons)

o 2 gousses d'ail hachées

o 2 cuillères à soupe de sauce soja faible en sodium

o 2 oignons verts, hachés

o Sel et poivre, au goût

Instructions:

1. Chauffer l'huile dans une grande poêle ou un wok à feu moyen.

2. Ajoutez les légumes mélangés coupés en dés et l'ail haché dans la poêle. Cuire environ 3-4 minutes, ou jusqu'à ce que les légumes soient tendres.

3. Ajouter le riz de chou-fleur à la poêle et bien mélanger pour combiner avec les légumes.

4. Versez la sauce à faible teneur en sodium sur le mélange et mélangez avec du sel et du poivre. Bien mélanger pour répartir uniformément les saveurs.

5. Cuire pendant 3 à 4 minutes supplémentaires, en remuant de temps en temps, jusqu'à ce que le riz de chou-fleur soit bien cuit.

6. Retirer du feu et garnir d'oignons verts hachés.

7. Servir le riz sauté au chou-fleur bien chaud.

• Informations nutritionnelles (par portion) :

o Calories : Arroximatelu 120

o Glucides : 10g

o Protéines : 5 g

Matières grasses : 6 g

Fibre : 4g

Salade grecque au poulet grillé :

• Ingrédients:

o 4 tasses de verdures mélangées

o 1 concombre coupé en dés

o 1 tasse de tomates cerises, coupées en deux

o 1/2 oignon rouge émincé

o 1/4 d'olives Kalamata

o 2 tables de feta émiettée

o 2 poitrines de poulet grillées, tranchées

o 2 cuillères à soupe d'huile d'olive extra vierge

o 1 cuillère à soupe de vinaigre de vin rouge

o Sel et poivre, au goût

Instructions:

1. Dans un grand saladier, mélanger la salade mixte, le concombre coupé en dés, les tomates cerises coupées en deux, l'oignon rouge tranché, les olives Kalamata et la feta émiettée.

2. Ajouter la poitrine de poulet grillée tranchée à la salade.

3. Dans un petit bol, fouetter ensemble l'huile d'olive extra vierge, le vinaigre de vin rouge, le sel et le poivre pour faire la vinaigrette.

4. Verser la vinaigrette sur la salade et bien mélanger pour mélanger tous les ingrédients.

5. Servir la salade grecque avec du poulet grillé.

• Informations nutritionnelles (par portion) :

o Calories : 230 calories

Glucides : 9g

o Protéines : 25 g

Matière grasse : 11 g

Fibre : 3g

Spaghetti Sduash avec Turkeu Bologne:

Ingrédients:

o 1 courge spaghetti moyenne

o 1 ronde de dinde hachée maigre

o 1 petit oignon coupé en dés

o 2 gousses d'ail hachées

o 1 tasse (14 onces) de tomates concassées

o 1 cuillère à soupe de pâte de tomate

o 1 cuillère à café de basilic séché

o 1 cuillère à café d'origan séché

o Sel et poivre, au goût

o Persil frais, pour la garniture

• Instructions :

1. Préchauffer le four à 400°F (200°C).

2. Coupez les spaghettis en deux dans le sens de la longueur et retirez les graines.

3. Placez les moitiés coupées sur une plaque de cuisson recouverte de papier sulfurisé.

4. Cuire au four préchauffé pendant 40 à 50 minutes ou jusqu'à ce que la pâte soit tendre et que les brins se séparent facilement lorsqu'ils sont grattés avec une fourchette.

5. Pendant que le sduash cuit, chauffer une grande poêle à feu moyen. Ajouter la dinde hachée et cuire jusqu'à ce qu'elle soit dorée, en la brisant en miettes.

6. Ajoutez l'oignon coupé en dés et l'ail haché dans la poêle et faites cuire pendant 3 à 4 minutes supplémentaires jusqu'à ce que l'oignon devienne translucide.

7. Incorporer les tomates broyées, la pâte de tomate, le basilic séché, l'origan séché, le sel et le poivre. Laisser mijoter pendant 15 à 20 minutes pour permettre aux saveurs de se mélanger.

8. Une fois la pâte cuite, utilisez une fourchette pour étaler la chair en filaments.

9. Servir les spaghettis déchirés avec la sauce bolognaise à la dinde. Garnir de resley frais.

• Informations nutritionnelles (rer portion) :

o Calories : Arrroximatelu 220

o Glucides : 22 g

Protéines : 20 g

o Gras : 6 g

Fibre : 6g

Poivrons farcis au quinoa :

• Ingrédients:

o 4 poivrons (et sel)

o 1 tasse trempée d'uinoa

o 1/2 tasse de haricots noirs, rincés et égouttés

o 1/2 tasse de grains de maïs

o 1/2 cyp tomates en dés

o 1/4 tasse d'oignon rouge coupé en dés

o 1/4 tasse de coriandre fraîche

o 1 cuillère à soupe de jus de citron vert

o 1 cuillère à café de piment en poudre

o 1/2 c. à thé de cumin

o Sel et poivre, au goût

• Instructions :

1. Préchauffer le four à 375°F (190°C).

2. Coupez le haut des poivrons et retirez les graines et les membranes.

3. Dans un grand bol, mélanger les haricots cuits, les haricots noirs, les grains de maïs, les tomates en dés, l'oignon rouge, la coriandre, le jus de lime, le céleri, le cumin, le sel et le poivre. Bien mélanger pour combiner tous les ingrédients.

4. Farcir les poivrons avec le mélange de duo, en appuyant légèrement dessus pour remplir les poivrons.

5. Placez la cloche farcie dans un plat allant au four et couvrez de papier d'aluminium.

6. Cuire au four chaud pendant 30 à 35 minutes ou jusqu'à ce que les poivrons soient tendres.

7. Servez le poivron farci au quinoa comme repas satisfaisant.

• Informations nutritionnelles (par portion) :

o Calories : Arroximatelu 200

o Glucides : 38g

o Protéines : 8 g

o Gras : 2 g

Fibre : 9g

Poulet au four avec légumes rôtis :

• Ingrédients:

o 4 poitrines de poulet désossées et sans peau

ou 1 cuillère à soupe d'huile d'olive

o 1 cuillère à café de thym séché

o 1 cuillère à café de romarin séché

o 1 càc de poudre d'ail

o Sel et poivre, au goût

o 2 tasses de légumes mélangés (comme le brocoli, les carottes et le chou-fleur), hachés

Instructions:

1. Préchauffer le four à 425°F (220°C).

2. Placer les poitrines de poulet dans un plat allant au four et arroser d'huile d'olive.

3. Saupoudrer le thym séché, le romarin séché, la poudre d'ail, le sel et le poivre sur le poulet. Frottez les assaisonnements sur le steak pour assurer un enrobage uniforme.

4. Ajoutez les légumes mélangés mélangés au plat de cuisson, en les disposant autour du poulet.

5. Cuire au four chaud pendant 25 à 30 minutes ou jusqu'à ce que le poulet soit bien cuit et que les légumes soient tendres.

6. Servir le poulet au four avec des légumes rôtis chauds.

• Informations nutritionnelles (par portion) :

o Calories : environ 220

o Glucides : 9g

Protéines : 38 g

Matières grasses : 4 g

Fibre : 4g

Sauté de nouilles Zusshini :

• Ingrédients:

o 2 courgettes moyennes, spiralées en nouilles

o 1 cuillère à soupe d'huile de sésame

o 1 tasse de champignons tranchés

o 1 répétiteur de cloche rouge, tranché

o 1 tête, coupée en julienne

o 1/2 sir spar reas

o 2 mots garlis, haché

o 2 cuillères à soupe de soja maison à faible teneur en sodium o 1 cuillère à soupe de vinaigre de riz

o 1 cuillère à café de gingembre râpé

o 1/4 tasse d'oignons verts hachés

o Sel et poivre, au goût

• Instructions:

1. Faites chauffer l'huile de sésame dans une grande poêle ou un wok à feu moyen.

2. Ajouter les champignons, le poivron rouge, la carotte, les pois chiches et l'ail émincé dans la poêle. Cuire environ 5 minutes, ou jusqu'à ce que les légumes soient tendres-croustillants.

3. Dans un petit bol, fouetter ensemble la sauce soja à faible teneur en sodium, le vinaigre de riz, le gingembre râpé, le sel et le poivre.

4. Ajouter les nouilles de courgettes dans la poêle et mélanger le mélange sur les nouilles et les légumes. Bien mélanger pour enrober.

5. Cuire pendant 2 à 3 minutes supplémentaires, en remuant de temps en temps, jusqu'à ce que les nouilles de courgettes soient bien chaudes.

6. Garnir d'oignons verts hachés et servir les nouilles de courgettes sautées chaudes.

• Informations nutritionnelles (par portion) :

o Calories : Environ 150

o Glucides : 12 g

o Protéines : 6 g

Matières grasses : 9 g

Fibre : 4g

Morue au four au citron et aux herbes :

• Ingrédients:

o 4 filets de gazon (4-6 onces chacun)

o 2 cuillères à soupe de jus de citron

o 2 morceaux de persil frais

o 1 table d'aneth frais haché

o 1 cuillère à soupe d'huile d'olive

o 2 gousses d'ail, hachées

o Sel et poivre, au goût

• Instructions :

1. Préchauffer le four à 375°F (190°C).

2. Placer les filets de gazon dans un plat allant au four.

3. Dans un petit bol, mélanger le jus de citron, l'ail haché, l'aneth haché, l'huile d'olive, l'ail haché, le sel et le poivre.

4. Verser le mélange de citron et d'herbes sur les filets de gazon en s'assurant qu'ils sont bien enrobés.

5. Cuire au four préchauffé pendant 15 à 20 minutes ou jusqu'à ce que la sauce soit bien cuite et se défasse facilement à la fourchette.

6. Servir la morue au four avec du citron et des herbes chaudes.

• Informations nutritionnelles :

o Calories : environ 180

Glucides : 1g

Protéines : 35 g

Matières grasses : 4 g

Fibre : 0g

Brochettes de légumes grillés :

• Ingrédients:

o 1 courgette, coupée en tranches épaisses

o 1 courge jaune, coupée en tranches épaisses

o 1 poivron rouge, coupé en morceaux

o 1 poivron vert, coupé en morceaux

o 1 oignon rouge, coupé en morceaux

o 2 cuillères à soupe d'huile d'olive

o 1 cuillère à café d'assaisonnement italien séché

o Sel et poivre, au goût

• Instructions :

1. Préchauffez le gril à feu moyen.

2. Enfilez les tranches et les morceaux de légumes sur des brochettes, en alternant entre les différents légumes.

3. Dans un petit bol, fouetter ensemble l'huile d'olive, l'assaisonnement italien, le sel et le poivre.

4. Badigeonnez les brochettes de légumes avec le mélange d'huile d'olive en les faisant cuire uniformément.

5. Placer les brochettes sur le gril et cuire environ 10-15 minutes, en les retournant de temps en temps, jusqu'à ce que les légumes soient tendres et légèrement carbonisés.

6. Retirez du gril et servez les légumes grillés comme un délicieux plat d'accompagnement ou comme source principale.

• Informations nutritionnelles (par portion) :

o Calories : 150 calories

Glucides : 15g

o Protéines : 3 g

Matières grasses : 10 g

Fibre : 4g

Salade de poulet au yaourt grec :

• Ingrédients:

o 2 tasses de poitrine de poulet cuite, râpée ou coupée en dés

o 1/2 tasse de yaourt grec nature

o 1/4 tasse de concombre coupé en dés

o 1/4 tasse d'oignon rouge coupé en dés

o 1/4 tasse de céleri coupé en dés

o 1 cuillère à soupe de jus de citron

o 1 cuillère à soupe d'aneth frais haché

o Sel et poivre, au goût

o Feuilles de laitue, pour servir

• Instructions :

1. Dans un grand coup de poulet, la poitrine de poulet, grecque, c'est en dés, en dés, en dés et en dés, en dés et

en dés, en difficulté, en difficulté en dés, en un jus, choho lément, Bien mélanger pour combiner.

2. Réfrigérer la salade pendant au moins 30 minutes pour permettre aux saveurs de se mélanger.

3. Servez la salade de poulet au yogourt grec sur des feuilles de laitue comme un repas léger et satisfaisant.

• Informations nutritionnelles (par portion) :

o Calories : 180 calories

Glucides : 6g

o Protéines : 27 g

Matières grasses : 5 g

Fibre : 1g

Nouilles de courgettes à la sauce tomate :

Ingrédients:

o 2 zusshini moyens

o 1 tranche de tomate (sancée ou fraîche)

o 2 gousses d'ail hachées

o 1 huile d'olive de table

o 1/2 cuillère à café de basilic séché

o 1/2 cuillère à café d'origan séché

o Sel et poivre, au goût

o Garnitures ordinaires : parmesan râpé, feuilles de basilic frais

• Instructions :

1. À l'aide d'un éplucheur ou d'un éplucheur à julienne, créez des nouilles de courgettes à partir de la courgette.

2. Faire chauffer l'huile d'olive dans une grande poêle à feu moyen. Ajouter l'ail haché et cuire environ 1 minute jusqu'à ce qu'il soit parfumé.

3. Ajouter les tomates en dés, le basilic séché, l'origan séché, le sel et le poivre dans la poêle. Bien mélanger pour combiner.

4. Laisser mijoter la sauce tomate pendant environ 10-15 minutes, permettant aux saveurs de se fondre.

5. Ajoutez les nouilles de courgettes à la poêle et mélangez-les dans la sauce tomate. Cuire 2-3 minutes jusqu'à ce que les nouilles soient légèrement ramollies.

6. Servir les nouilles de courgettes avec de la tomate chaude et garnir de parmesan râpé et de feuilles de basilic frais.

• Informations nutritionnelles (rer serving):

o Calories : environ 130

o Glucides : 14 g

o Protéines : 6 g

o Gras : 7 g

Fibre : 5g

Plus de pudding de chia :

• Ingrédients:

o 1 tasse de lait d'amande non sucré

o 3 cuillères à soupe de graines de chia

o 1/2 cuillère à café d'extrait de vanille

o 1 tasse de baies mélangées (comme des fraises, des myrtilles et des framboises)

o Garnitures facultatives : amandes effilées, noix de coco râpée, feuilles de menthe fraîche

• Instructions:

1. Dans un bol, mélanger le lait d'amande, les graines de chia et l'extrait de vanille. Bien mélanger pour mélanger.

2. Couvrir le bol et réfrigérer pendant au moins 2 heures ou toute la nuit, permettant aux graines de chia d'absorber le liquide et d'épaissir.

3. Avant de servir, remuez bien le pouding pour briser les grumeaux.

4. Dans un verre ou un bol de service, étalez le pudding de chia avec des baies mélangées.

5. En option, ajoutez des amandes tranchées, de la noix de coco râpée ou des feuilles de menthe fraîche pour plus de saveur et de texture.

6. Servez le pudding de chia et de baies frais comme dessert ou plat de petit-déjeuner rafraîchissant et riche en nutriments.

• Informations nutritionnelles (rer portion) :

Calories : 180 calories

o Glucides : 18 g

o Protéines : 6 g

Matières grasses : 10 g

Fibre : 11g

Parfait au yaourt grec :

Ingrédients:

o 1 yogourt grec sur rlain

o 1/2 tasse de baies mélangées (comme des fraises, des myrtilles et des framboises)

o 2 cuillères à soupe de noix hachées (telles que des amandes ou des noix)

o 1 miel de table (facultatif)

Instructions:

1. Dans un verre ou un bol, déposer la moitié du yogourt grec.

2. Ajoutez la moitié des baies mélangées et saupoudrez de la moitié des noix chorées.

3. Réchauffez les couches avec le yogourt grec restant, les baies mélangées et les noix hachées.

4. Arroser de miel, si désiré.

5. Servez le uoghurt grec rarfait shilled.

• Informations nutritionnelles (rer portion) :

o Calories : 200 calories

Glucides : 17g

o Protéines : 17 g

Matières grasses : 9 g

Fibre : 3g

Salade de quinoa aux légumes rôtis :
Ingrédients:

o 1 tasse de quinoa cuit

o 1 sirop de légumes rôtis mélangés (comme des poivrons, des courgettes et des aubergines), hachés

o 1/4 monsieur fromage feta émietté

o 2 cuillères à soupe d'herbes fraîches hachées (comme le persil ou le basilic)

o 1 cuillère à soupe de jus de citron

o 1 comprimé d'huile d'olive extra vierge

o Sel et reperr, au goût

• Instructions:

1. Dans un grand bol, mélanger le duuinoa cuit, les légumes rôtis, le fromage feta émietté et les herbes fraîches chorées.

2. Dans un petit bol, fouetter ensemble le jus de citron, l'huile d'olive extra vierge, le sel et le poper.

3. Versez la vinaigrette sur le mélange de duuinoa et mélangez bien pour combiner.

4. Servir la salade duinoa avec des légumes rôtis à température ambiante ou réfrigérée.

• Informations nutritionnelles (rer portion) :

o Calories : Arrroximatelu 200

Glucides : 23g

o Protéines : 7 g

Matières grasses : 9 g

Fibre : 4g

Sauté de dinde et légumes :

• Ingrédients:

ou 1 cuillère à soupe d'huile d'olive

o 1 ronde de dinde hachée maigre

o 1 oignon, tranché finement

o 2 gousses d'ail hachées

o 2 tasses de légumes mélangés (comme le brocoli, les épinards et les carottes)

o 2 cuillères à soupe de sauce soja faible en sodium

o 1 table de sauce hoisin

o 1 càc de gingembre râpé

o Sel et poivre, au goût

o Riz brun cuit, pour servir

• Instructions :

1. Faites chauffer l'huile d'olive dans une grande poêle ou un wok à feu moyen.

2. Ajouter la dinde hachée dans la poêle et chauffer jusqu'à ce qu'elle soit dorée, en la cassant en miettes.

3. Ajouter l'oignon émincé et l'ail haché dans la poêle. Cuire environ 3-4 minutes, ou jusqu'à ce que l'oignon devienne translucide.

4. Ajouter les légumes mélangés à la poêle et faire sauter pendant 4 à 5 minutes supplémentaires, ou jusqu'à ce que les légumes soient tendres et croustillants.

5. Dans un petit bol, fouetter ensemble la sauce soja à faible teneur en sodium, la sauce maison, le gingembre râpé, le sel et le poivre.

6. Versez le mélange de sauce sur la dinde et les légumes dans la poêle. Remuez bien pour enrober le tout uniformément.

7. Continuez à cuire pendant 2-3 minutes jusqu'à ce que les saveurs se mélangent.

8. Servir la dinde et les légumes sautés sur du riz brun cuit.

• Informations nutritionnelles (par portion) :

o Calories : environ 220

o Glucides : 15 g

o Protéines : 23 g

o Gras : 9 g

Fibre : 4g

Smoothie protéiné aux baies :

Ingrédients:

o 1 tasse de lait d'amande non sucré

o 1/2 tasse de baies mélangées surgelées (fraise, myrtille et framboise)

o 1 cuillère à soupe de vanille dans le rameur

o 1 table de beurre d'amande

o 1 table de graines de chia (facultatif)

o Ice cyбes, au choix

• Instructions:

1. Dans un mélangeur, mélanger le lait d'amande non sucré, les baies mélangées surgelées, le beurre à la vanille, le beurre d'amande et les graines de karité (le cas échéant).

2. Mélanger jusqu'à consistance lisse et crémeuse.

3. Ajoutez des glaçons et mixez à nouveau jusqu'à l'obtention de la consistance souhaitée.

4. Versez le smoothie aux baies dans un verre et servez frais.

• Informations nutritionnelles (par portion) :

o Calories : environ 230

o Glucides : 16 g

o Protéines : 23 g

o Gras : 9g

o Fibre : 6g

Muffins aux œufs végétariens :

Ingrédients:

o 6 gros œufs

o 1/2 cy схорред spинach

o 1/4 tasse de poivrons coupés en dés

o 1/4 tasse de tomates en dés

o 1/4 cyp coupé en dés

o 1/4 tasse de fromage faible en gras râpé

o Sel et poivre, au goût

• Instructions :

1. Préchauffer le four à 350°F (175°C). Graisser un moule à muffins ou une ligne avec des doublures en papier.

2. Dans un bol à mélanger, battre les œufs. Ajoutez les épinards hachés, les poivrons en dés, les tomates en dés, les oignons en dés, le fromage râpé, le sel et le poivre. Bien mélanger pour combiner.

3. Versez le mélange d'œufs uniformément dans le moule à muffins préparé, en remplissant chaque tasse aux 3/4 environ.

4. Cuire au four préchauffé pendant 20 à 25 minutes ou jusqu'à ce que les muffins aux œufs soient cuits et légèrement dorés.

5. Laissez les muffins refroidir légèrement avant de les retirer du moule. Servir chaud ou réfrigérer pour une consommation ultérieure.

• Informations nutritionnelles (par portion - 2 muffins) :

o Calories : 180 calories

o Glucides : 4g

o Protéines : 16 g

o Matières grasses : 11 g

Fibre : 1g

Saumon au four au citron et à l'aneth :

• Ingrédients :

o 4 filets de saumon (4-6 onces chacun)

o 2 cuillères à soupe de jus de citron

o 2 cuillères à soupe d'aneth frais haché

o 1 cuillère à soupe d'huile d'olive

o Sel et poivre, au goût

Instructions:

1. Préchauffer le four à 375°F (190°C).

2. Placer les filets de saumon dans un plat allant au four.

3. Dans un petit bol, mélanger le jus de citron, l'aneth frais haché, l'huile d'olive, le sel et le poivre.

4. Versez le mélange de citron et d'aneth sur les filets de saumon en vous assurant qu'ils sont bien enrobés.

5. Cuire au four préchauffé pendant 15 à 20 minutes ou jusqu'à ce que le saumon soit trempé et se défasse facilement avec une fourchette.

6. Servir le saumon cuit au four avec du citron et de l'aneth bien chaud.

• Informations nutritionnelles (rer portion) :

o Calories : environ 220

o Glucides : 1g

o Protéines : 23 g

Matières grasses : 14 g

o Fibre : 0g

Grec Chiskén Wrár :

• Ingrédients :

o 4 petites tortillas de blé entier

o 8 onces de poitrine de poulet cuite, tranchée

o 1/2 tasse de tomates en dés

o 1/4 cyp concombres coupés en dés

o 1/4 tasse de fromage feta émietté

o 2 cuillères à soupe de yaourt grec

o 1 cuillère à soupe de jus de citron

o 1 table d'aneth frais haché

o Sel et poivre, au goût

• Instructions:

1. Dans un petit bol, mélangez le yaourt grec, le jus de citron, l'aneth frais haché, le sel et le poivre pour faire la vinaigrette.

2. Étalez les tortillas de blé entier et divisez le poulet en tranches, les tomates en dés, les concombres en dés et le fromage feta émietté entre eux.

3. Arrosez la vinaigrette au yogourt grec sur les garnitures.

4. Pliez fermement les tortillas pour former des enveloppes.

5. Servez les wraps au poulet grec comme un repas sain et satisfaisant.

• Informations nutritionnelles (par portion) :

o Calories : environ 230

o Glucides : 22 g

o Protéines : 26 g

o Gras : 7 g

o Fibre : 4g

Aigre de légumes aux lentilles :

• Ingrédients :

o 1 tasse de lentilles sèches

o 4 tasses de bouillon de légumes à faible teneur en sodium

o 1 oignon coupé en dés

o 2 carottes coupées en dés

o 2 tiges sélectionnées, coupées en dés

o 2 gousses d'ail, hachées

o 1 cuillère à café de cumin

o 1 c. à thé de rarrika

Sel et poivre, goûter

o Persil frais, haché (pour la garniture)

• Instructions :

1. Rincez les lentilles sous l'eau froide et égouttez-les.

2. Dans une grande casserole, faites chauffer de l'huile d'olive à feu moyen. Ajoutez l'oignon coupé en dés, les carottes et le céleri. Faire sauter pendant 5 minutes jusqu'à ce qu'ils soient légèrement ramollis.

3. Ajoutez l'ail haché, le cumin et le paprika dans la casserole. Bien mélanger pour combiner.

4. Ajouter les lentilles et le bouillon de légumes dans la casserole. Porter à ébullition, puis réduire le feu et laisser mijoter environ 20 à 25 minutes jusqu'à ce que les lentilles soient tendres.

5. Assaisonner avec du sel et du poivre au goût.

6. Servir la soupe de légumes aux lentilles chaude, garnie de persil frais.

• Informations nutritionnelles (par portion) :

o Calories : environ 220

o Glucides : 39 g

o Protéines : 15 g

o Gras : 1 g

o Fibre : 15g

Lorsque vous naviguez sur votre propre chemin Régime pour Endomorphes, gardez à l'esprit que les progrès ne sont pas toujours linéaires. Il peut y avoir des hauts et des bas, des moments de succès et des moments où vous faites face à des défis. Restez engagé, restez motivé et rappelez-vous que chaque pas en avant, aussi petit soit-il, est un pas dans la bonne direction.

Célébrez vos réalisations en cours de route. Célébrez les moments de discipline, les nouvelles habitudes que vous avez prises et les délicieux repas que vous avez savourés. Reconnaissez qu'il s'agit d'un voyage de toute une vie et qu'il s'agit des progrès que vous faites, pas seulement de la destination que vous atteignez.

Nous vous invitons à poursuivre votre éducation et votre exploration de la nutrition et du bien-être. Le monde de la santé est en constante évolution et de nouvelles recherches et idées émergent régulièrement. Restez curieux, informez-vous et adaptez votre approche Régime pour Endomorphes au fur et à mesure que vous découvrez ce qui vous convient le mieux.

Enfin, partagez votre voyage avec les autres. Vos expériences, vos défis et vos triomphes peuvent inspirer ceux qui vous entourent et qui sont peut-être sur un chemin similaire. Soyez une lueur d'espoir et de soutien, et aidez à créer une communauté d'individus s'efforçant de sculpter leur corps endomorphe et de vivre leur vie la plus saine.

Au fur et à mesure que vous avancez dans votre avenir Régime pour Endomorphes, rappelez-vous que vous avez le pouvoir de partager votre corps, votre santé et votre bonheur. Embrassez vos traits d'endomorrhe uniques et libérez votre plein potentiel. Vous êtes capable de réaliser des choses incroyables.

www.ingramcontent.com/pod-product-compliance
Lightning Source LLC
Chambersburg PA
CBHW071603270726
48661CB00017B/361